That's just the way I want it to go, so...

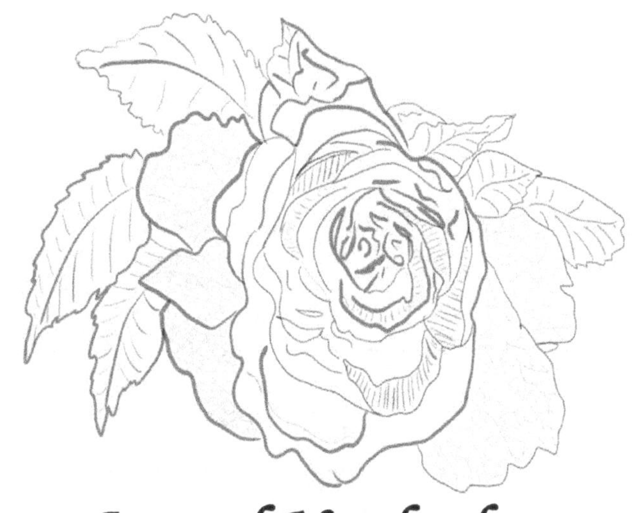

Journal Notebook

I will write my dreams down & keep them before my eyes

I will write my dreams down & keep them before my eyes

I will write my dreams down & keep them before my eyes

I will write my dreams down & keep them before my eyes

I will write my dreams down & keep them before my eyes

I will write my dreams down & keep them before my eyes

I will write my dreams down & keep them before my eyes

I will write my dreams down & keep them before my eyes

I will write my dreams down & keep them before my eyes

I will write my dreams down & keep them before my eyes

I will write my dreams down & keep them before my eyes

I will write my dreams down & keep them before my eyes

I will write my dreams down & keep them before my eyes

I will write my dreams down & keep them before my eyes

I will write my dreams down & keep them before my eyes

I will write my dreams down & keep them before my eyes

I will write my dreams down & keep them before my eyes

I will write my dreams down & keep them before my eyes

I will write my dreams down & keep them before my eyes

I will write my dreams down & keep them before my eyes

I will write my dreams down & keep them before my eyes

I will write my dreams down & keep them before my eyes

I will write my dreams down & keep them before my eyes

I will write my dreams down & keep them before my eyes

I will write my dreams down & keep them before my eyes

I will write my dreams down & keep them before my eyes

I will write my dreams down & keep them before my eyes

I will write my dreams down & keep them before my eyes

I will write my dreams down & keep them before my eyes

I will write my dreams down & keep them before my eyes

I will write my dreams down & keep them before my eyes

I will write my dreams down & keep them before my eyes

I will write my dreams down & keep them before my eyes

I will write my dreams down & keep them before my eyes

I will write my dreams down & keep them before my eyes

I will write my dreams down & keep them before my eyes

I accomplished: